AF402684

LETTRE

A MONSIEUR LE PRÉFET DE POLICE

SUR LA

SYPHILISATION,

PAR

le Docteur AUZIAS-TURENNE.

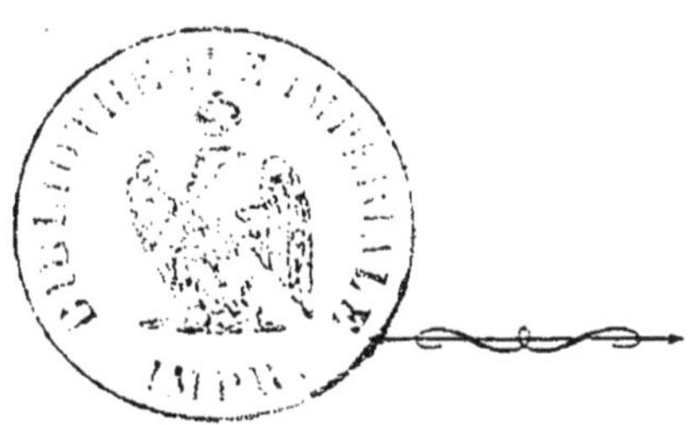

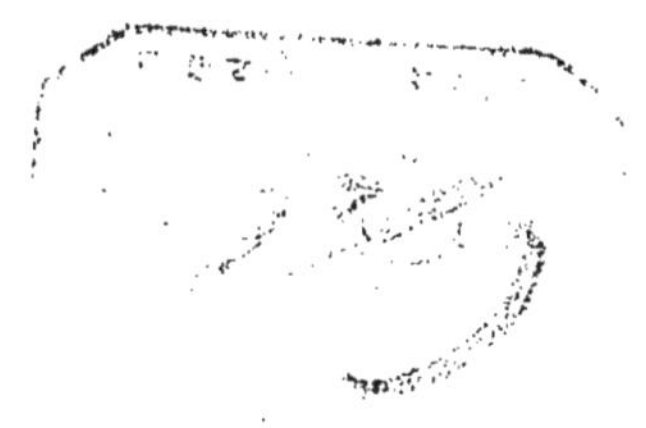

PARIS,
CHEZ TOUS LES LIBRAIRES.

—

1853

LETTRE A M. LE PRÉFET DE POLICE

SUR

LA SYPHILISATION.

———◦———

I.

Les caractères de la vraie découverte en médecine sont :
1° d'être niée, méprisée, persécutée à son apparition ; 2° d'avoir
l'air d'un paradoxe.   (Le professeur R. d'AMADOR.)

II.

Une vérité qui apparaît tout à coup sans avoir été annoncée,
est presque toujours repoussée comme une erreur nouvelle.

(DESRUELLES.)

III.

Un professeur de Leyde ayant osé dire, en 1640, que le sang
circule dans les vaisseaux et que la terre tourne autour du so-
leil, se vit sévèrement réprimandé, et l'autorité supérieure dé-
fendit, par un acte spécial, l'enseignement de ces dangereuses
nouveautés, dont l'une pourtant datait déjà de plus de vingt ans,
et l'autre d'un siècle tout entier.

(I. GEOFFROY SAINT-HILAIRE, *Hist. naturelle générale*.)

IV.

On remarquera qu'aucun médecin en Europe, parvenu à l'âge
de 40 ans, n'adopta jamais pendant le reste de sa vie la doctrine
d'Harvey sur la circulation du sang, et que la pratique de ce
grand homme dans la capitale diminua extrêmement par suite
des reproches que lui attira cette importante découverte : tant
est lent le progrès de la vérité dans toutes les sciences, lors
même qu'il n'est pas contrarié par des préventions de parti ou
par la superstition.   (HUME, trad. de Suard.)

V.

Les zoïles de Malpighi étaient en Italie ; ceux de Baglivi, à
Rome ; ceux de Bichat, à Paris, etc.

(*Réponse de* M. Serres *à* M. Tiedmann.)

VI.

Dans les circonstances dont il vient d'être question, comme
dans celles dont j'ai parlé dans les pages précédentes, l'inoculation, je le répète, me paraît un procédé admissible, rationnel.
Ce qu'on a appelé dans ces derniers temps *Syphilisation*, com-
pris de cette manière, constitue, je crois, un moyen thérapeuti-
que de la plus grande efficacité. Du reste, cette question de la
Syphilisation renferme implicitement une grande question de
philosophie et de pratique médicales, relativement aux états
morbides diathésiques, aux diathèses. Tout ami de la science doit
regretter que cette question n'ait pas pu être plus froidement,
plus mûrement envisagée dans la dernière discussion qui a eu
lieu à l'Académie nationale de Paris, dans cette assemblée où se
trouvent réunis tant d'hommes d'un mérite éminent. Une pareille
discussion doit rechercher le calme et fuir l'effet théâtral. Il ne
faut pas oublier que, dans certaines questions médicales, le temps

4

MONSIEUR LE PRÉFET DE POLICE,

Lorsque, l'année dernière, j'ai eu l'honneur de vous faire la demande de pratiquer la *syphilisation* à l'infirmerie de la prison Saint-Lazare, il fut bien entendu entre votre administration et moi que j'avais les meilleures raisons pour récuser le jugement que les syphilographes de Paris pourraient porter sur une découverte faite à Paris en syphilographie, et que, les secrets de mon cabinet médical étant sacrés, il ne saurait être convenable d'essayer de les pénétrer. Il fut, en conséquence, très-explicitement convenu entre nous que votre décision serait exclusivement basée sur le témoignage impartial des médecins célèbres qui avaient pratiqué ou vu pratiquer la *syphilisation* dans les grands hôpitaux de l'étranger.

Votre administration, animée d'un zèle d'autant plus louable qu'il pouvait se trouver en opposition avec des intérêts privés, fit donc prendre des renseignements auprès des gouvernements étrangers. Comme ces renseignements s'adressaient à un administrateur plutôt qu'à des médecins, ils furent conçus dans la forme que comportait leur destination, sans être surchargés de détails scientifiques. C'est contrairement à votre détermination première qu'ils ont été soumis d'abord à l'examen de M. Denis, médecin du Dispensaire de la Préfecture de Police, que la syphilisation était venue surprendre dans la tranquille uniformité de ses fonctions. M. Denis ne dut pas, en conscience, trouver suffisants pour lui des renseignements qui ne lui étaient point destinés. Mais il est à regretter que, dans son empressement à servir l'administration, il ne se soit trop hâté de faire un rapport *médical* sur des documents exclusivement *administratifs.*

M. Denis ne se borna pas à juger, comme médecin, ces documents administratifs; il en rapprocha, mal à propos, de prétendus faits de *syphilisation* hautement désavoués par tous les *syphilisateurs*, et restreignit son rôle dans une sphère plus que modeste, puisqu'il écrivit un rapport sur la *syphilisation*, absolument comme s'il s'était trouvé dans l'ignorance la plus complète (ce que je ne veux point croire) de tout ce qui avait été publié, tant en France qu'à l'étranger, en faveur de la nouvelle doctrine.

Les conclusions de ce rapport me furent communiquées verbalement (je n'ai pas pu avoir la communication du rapport entier). J'ai répondu à ces conclusions par une note, dont votre administration a paru satisfaite.

Que s'est-il passé ensuite?..... Vous avez nommé une commission (1) dont faisaient partie, non-seulement M. Denis, mais encore M. Ricord, que la syphilisation venait d'atteindre en pleine doctrine, et qui s'en était déclaré le premier adversaire. Ces deux messieurs allaient donc avoir à se juger eux-mêmes, puisqu'ils s'étaient déjà prononcés. Néan-

(1) Cette commission était présidée par M. Mélier, *que la Syphilisation épouvante* (page 54 du Rapport), *chez qui la Syphilisation excite d'abord l'effroi, et même l'horreur* (page 26), etc. Il n'était donc pas dans de bonnes conditions pour examiner *de très-près* et juger *sans parti pris* la Syphilisation, ni, à plus forte raison, pour être à la tête de ceux qui allaient l'examiner et la juger!

Les hommes de l'âge et du tempérament de M. Mélier sont généralement conservateurs. *Laudatores temporis acti!* Leur expérience est précieuse, mais ils répugnent au progrès. On leur doit respect et déférence, mais non pas jusqu'au point de s'enchaîner à leur immobilité. Il ne faut pas non plus forcer leurs aptitudes : *Autres âges, autres fonctions intellectuelles.*

moins, ils ne reculèrent pas devant les difficultés de ce rôle délicat; aucun des deux ne se récusa.

On présuma, généralement, que ces messieurs se jugeraient avec une certaine indulgence, et qu'ils réserveraient pour moi toute leur rigueur. Le journal qui reçoit habituellement les confidences de M. Ricord, l'*Union médicale*, qui se vante aujourd'hui, Monsieur le Préfet, d'avoir reçu les vôtres, s'empressa, d'ailleurs, de rassurer les ennemis de la syphilisation, en leur déclarant qu'ils n'avaient rien à craindre tant que les destinées officielles de la nouvelle doctrine seraient entre les mains implacables de M. Ricord.

Je n'ai pas moins su gré à votre administration de son intention, que je savais bonne, d'autant plus que les adversaires de la *syphilisation* laissaient voir assez clairement qu'ils se trouvaient mal à l'aise vis-à-vis d'elle, même en qualité de juges. En effet, ils avaient, sous main, fait blâmer votre administration d'avoir donné cours à l'examen de ma demande. C'est M. A. Latour, rédacteur en chef de l'*Union médicale* elle-même, qui avait été dans ce journal l'interprète de leur désapprobation.

Je me suis empressé, Monsieur le Préfet, de prendre votre défense dans le journal dont on se sert aujourd'hui pour m'attaquer sous votre nom; car c'est l'*Union médicale* qui vient de publier, à votre demande, prétend-elle, le rapport administratif sur la *syphilisation*. Or, jamais attaqués si violentes que dans ce prétendu rapport n'ont été dirigées contre ma personne. Il a fallu, pour que ces attaques personnelles pussent se produire impunément, qu'elles se soient abritées derrière l'administration de la police!

Mais ce sont là des particularités sur lesquelles il me répugne d'insister. Voyons quel était le devoir de la Commission, qui s'est beaucoup trop préoccupée, je pense, de ma personne dans son rapport. Elle devait examiner tous les faits déjà connus de syphilisation, ou dont elle pouvait avoir connaissance, sans commettre d'indiscrétion ; elle devait, en outre, m'exposer ses objections ou ses doutes, et m'aider de tous ses moyens à les faire disparaître. Qu'a-t-elle fait, au contraire? Elle a passé sous silence ou altéré les renseignements les plus précieux, et n'a pas voulu, quoiqu'elle feignît d'en avoir le plus grand désir, s'éclairer par l'examen de faits de *syphilisation* que j'étais en mesure de lui soumettre, et dont elle aurait pu surveiller toutes les phases. Je viens d'articuler une accusation trop grave contre une Commission scientifique, pour ne point donner de preuves à l'appui. En voici.

La Commission pouvait avoir à sa disposition des documents écrits, des documents officiels qui étaient manuscrits, et, enfin, d'autres documents, *adventifs* en quelque sorte, soit que ces derniers parvinssent à la Commission par ses propres efforts et à sa sollicitation, soit qu'ils lui arrivassent, pour ainsi dire, d'eux-mêmes. Voyons quelle a été la conduite de la Commission, en présence de cette triple source de renseignements.

Les premiers de ces documents étaient les meilleurs; la Commission les a complétement passés sous silence. Le rapport purement administratif envoyé par M. Spérino, avait paru insuffisant à la Commission ; mais M. Spérino, apprenant qu'on avait fait une confusion et qu'on voulait détruire l'effet de documents administratifs en les taxant d'insuffisance scientifique, réclama par une lettre que la Commission n'a point publiée, et par l'envoi d'un volume de 900 pages qui est un vrai monument scientifique. La Commission n'en tint pas le moindre compte. *Son siége était fait,* son parti était pris. Elle savait, par avance, comment elle devait conclure. La Commission a gardé le même silence calculé sur les

écrits des Zelaschi, des Galligo, des Mottini, des Gambe-
rini, etc.; et, qui plus est, se laissant aller à je ne sais quel
concert occulte, elle a amorti l'*enthousiasme continu* (c'est
l'expression de M. Ricord et non la mienne) d'un de ses
membres en faveur de la syphilisation. Cet enthousiasme
s'était pourtant produit bruyamment par la voix de la
presse.

Suivons la Commission à l'œuvre, et voyons ce qu'elle va
faire de ses documents officiels. Elle vient de passer l'éponge
sur les réclamations enthousiastes d'un des siens, en faveur
de la syphilisation; elle va sans doute aussi effacer le rapport
de M. Denis, cette ébauche empreinte de préventions. Mais
ce rapport est contraire à la syphilisation; il est, à ce titre,
une pièce importante. M. Denis, membre de la Commission,
aura donc à juger son propre rapport, ce qui est assez éton-
nant, et, ce qui l'est beaucoup moins, M. Denis le jugera
favorablement et sera de son avis à lui-même. Tout cela se
passera, sans doute, avec la gravité qui accompagnait les
délibérations des augures de l'antiquité. Il n'y a pas loin de
cette manière d'agir à la condamnation sommaire de tout ce
qui n'est pas du goût de MM. Ricord et Denis; aussi la Commission s'en donne-t-elle à l'aise! Elle ne se fait, certes, pas
faute de proscriptions en matière de documents! M. Alquié,
par exemple, a beau lui crier de Montpellier, en glissant pru-
demment sur le mot de syphilisation et sur mon nom, qu'il
guérit, en pleine clinique, des véroles et des cancers par des
inoculations de pus syphilitique, tout est peine perdue! La
Commission ne veut rien entendre; ce ne sont pas des renseignements favorables à la syphilisation qu'il lui faut.

Vient enfin le chapitre des documents adventifs. La Commission ne semble pas l'avoir pris au sérieux; c'est pourquoi j'éprouve de l'embarras à vous en parler. On ne pousse
pas plus avant la discrétion et la réserve que l'honorable

M. Mêlier. Je n'ai pas l'idée de faire ici quelque allusion ironique aux efforts qu'il a tentés, à mon grand regret, pour connaître les secrets de ma clientèle; je veux seulement parler d'un voyage que M. Mêlier a fait à Turin pendant que la Commission fonctionnait à Paris. M. Spérino n'a rien négligé pour montrer toutes ses *syphilisées* à M. le président de la Commission administrative. Qu'a vu M. Mêlier? Il ne l'a pas dit tout haut. Il n'était point allé en Piémont en qualité de membre de la Commission. Ainsi, M. Mêlier aurait bien pu se convertir à Turin, sans que le président de la commission changeât d'opinion à Paris. Pour peu que cette *dualité* eût été l'apanage de plusieurs de ses collègues, nous aurions le secret du vote de la Commission; mais arrière loin de moi l'intention de scruter les pensées de ceux-là même qui n'ont pas craint de fouiller dans ma conscience!

MM. les Commissaires sont donc parfaitement discrets, puisqu'ils se taisent à eux-mêmes ce qu'ils ont appris; mais c'est sur moi qu'ils vont, pour ainsi dire, chercher à se rattraper. Il n'auront cesse de me presser de leur montrer mes clients. Rien ne fera de me retrancher dans le for intérieur du secret médical, dans l'asile sacré de ma conscience. M. Ricord me répondra avec assurance qu'il montre ses clients, et que j'en puis bien faire autant. « Je n'ai jamais, dit-il, éprouvé la *moindre difficulté*, de la part de mes malades, quand j'ai dû les montrer (page 24 du rapport). » M. Denis ajoutera, peu courtoisement : « Il faut croire que les malades de M. Auzias sont d'une espèce particulière (page 28). » C'est pourquoi la Commission me sollicitera, à chaque instant, de violer les secrets de mon cabinet, sous prétexte qu'elle sait être discrète (elle l'a bien prouvé). Est-ce à dire que, lorsqu'on nous a confié un secret, et surtout un secret médical, nous ayons le droit de choisir des personnes discrètes pour le leur dévoiler? Voilà une question

de déontologie professionnelle et de morale touchant la solution de laquelle peu de personnes, je présume, seront
d'accord avec la Commission. S'il en était autrement, je di-
rais, dût-il en coûter beaucoup à mon amour-propre et à
mes intérêts : *Etiamsi omnes, ego non.*

Cette Commission discrète outre mesure, et pourtant si
avide de savoir ce qui se passe en moi, autour de moi, si
avide d'explorer mes pensées et de contrôler mes actions,
cette Commission discrète et inquisitoriale à la fois, va se
montrer, sans aucun doute, animée du désir le plus sincère
et le plus vif d'assister à des traitements par la *syphilisation ;*
elle va s'empresser de m'aider à en faire sous ses yeux! Pas
le moins du monde. Bien au contraire, elle repoussera le
possible après avoir demandé l'*impossible*. Voici la flagrance
de sa contradiction.

Un chef de service d'hôpital était tout disposé à consentir
que quelques-uns des lits de ses salles fussent occupés par
des malades ayant confiance en moi, que je soumettrais à la
syphilisation. Ce médecin mettait pour double condition à
son consentement, que je me chargerais de trouver ces malades, et que la Commission voudrait bien obtenir le *laisser-
faire* de l'administration des hôpitaux. La Commission n'a-
vait donc qu'un mot à prononcer pour que *la lumière se fît*.
Elle a décidé qu'elle ne le prononcerait pas; mais, qui le croi-
rait! le syphilisateur déchu du Val-de-Grâce, tenant la
plume sous la dictée de M. Ricord, a racheté son enthousiasme factice en rivalisant d'ardeur avec ses collègues dans
ce vote inconséquent. Telle est l'instabilité de certaines con-
victions, que M. Marchal a pu se créer l'opinion singulière
qu'on ne devait pas m'autoriser à faire ce qu'il avait fait lui-
même sans aucune permission.

Il ne restait plus à la Commission qu'à faire bon marché
de la vérité et à déverser la calomnie, sous forme de *conver-*

sations, sur un confrère qui n'était pas présent pour se défendre..... Je m'arrête, Monsieur le Préfet, parce que mon indignation pourrait vaincre les efforts que je fais pour la contenir.

J'aime mieux fixer votre attention sur ce que la Commission appelle *les faits arrivés à sa connaissance*, et apprécier la manière dont elle a cru devoir les exposer et les interpréter. Je ferai cela sans préjudice d'une publication dans laquelle je donnerai des détails plus circonstanciés.

Dans le *premier fait*, il est question d'un gentilhomme intelligent et énergique, M. le chevalier de..... Il souffrait depuis de longues années d'une syphilis qui avait résisté à tous les moyens ordinaires de traitement, lorsqu'il s'est réfugié au port salutaire de la syphilisation.

Certains membres de la Commission auraient bien voulu, peut-être, ne pas avoir à examiner M. de....., lorsque j'ai proposé de le montrer ; M. Ricord notamment demandait à voir un singe (c'était à une époque où l'on pouvait vouloir gagner du temps) ; mais la réclamation de M. Conneau l'a emporté dans le sens que je désirais, et M. de..... fut montré à la Commission.

Que font les membres de la Commission après l'examen d'un fait aussi concluant? Ils conversent sur le compte de M. de...., qu'ils représentent comme une santé délabrée, une poitrine ruinée; c'est une proie que se sont disputée, suivant eux, le rhumatisme, les scrofules et l'hypochondrie; M. de..... est, en outre, pour MM. les Commissaires, un de ces enthousiastes qui donnent tête baissée dans toutes les utopies. Ne fallait-il pas imaginer quelque allégation pour amoindrir l'effet de la parole d'un homme d'honneur, qui témoigne hautement en faveur de l'excellence de la *syphilisation?*

On veut bien convenir que M. de..... a eu la vérole,
pourvu qu'il soit entendu qu'il ne l'avait pas au moment de
la *syphilisation*, celle-ci étant jugée par avance incapable
d'avoir pu guérir un malade. Il y a pourtant une certaine
difficulté; car, comment nier que M. de..... ait recouvré la
santé depuis qu'il s'est soumis à la *syphilisation*? C'est là un
post hoc assez embarrassant. Les procédés de la *syphilisation*
auraient-ils donc pu faire justice d'un mauvais état de la
poitrine, justice du rhumatisme, des scrofules et de l'hypochondrie? L'enthousiasme de M. de....., de plus forte trempe
que celui d'un des membres de la Commission, a seul sur-
vécu, paraît-il, à cette série de tribulations.

La Commission va aviser à se tirer d'embarras, en déclarant du bout des lèvres de M. Ricord, que toutes ces mer-
veilles ont pu être le résultat d'une dérivation. Voilà donc
les chancres élevés à la plus haute puissance curative, au
rang de panacée, par la bouche même de M. Ricord. Je n'at-
tendais pas autant de lui !

J'accepte, tout en faisant mes réserves, que la syphilisation soit un révulsif si énergique qu'elle puisse triompher
d'un délabrement de poitrine et chasser devant elle le rhumatisme, les scrofules et l'hypochondrie. Je ne dis pas l'*enthousiasme* qu'elle fait naître et entretient, au contraire. Il
est vrai que c'est pour un temps différent, selon qu'on est un
simple malade ou qu'on doit faire partie d'une Commission
administrative.

M. Ricord, après avoir nié la signification de cet exemple
éloquent, fait observer, en demandant que son observation
soit mise dans le procès-verbal (ce qui prouve bien qu'on n'y
a pas tout mis), que le cas de M. de..... est précisément un
de ceux qui ont fait illusion aux défenseurs de la *syphilisation*
dans le sein de l'Académie. On n'a pas de peine à com-
prendre quelle est l'intention de M. Ricord.

Mais M. de..... compte parmi ses amis le docteur Romane, confrère dont la droiture est au niveau du savoir. Celui-ci avait appris à regret que son ami s'était confié à mes soins syphilisateurs et avait fait auprès de lui et de moi des instances réitérées en faveur d'un autre système de traitement. J'avais résisté par devoir à ces instances, et M. de..... m'avait conservé sa confiance. La *syphilisation* de M. de..... a été continuée par moi, sous les yeux de M. Romane, que ce fait a éclairé et qui est devenu depuis syphilisateur. Des académiciens ne se sont donc pas seuls laissés aller à ce que M. Ricord appelle une *illusion*.

Je ne demande à la Commission qu'une seule concession qu'elle ne peut pas se dispenser de me faire : *C'est que je n'ai pas donné la vérole à M. de..... par mes inoculations, et que je l'ai rendu réfractaire.* Ce serait alors un exemple de *syphilisation préventive !*

Deuxième fait. Un jeune homme dont la santé est épuisée par des excès de tout genre et des drogues antisyphilitiques prises sans aucun succès, se confie à mon traitement. Pendant que je le syphilise, il persiste, malgré mes remontrances, dans un mauvais genre de vie ; puis il est pris d'érysipèle à une époque où sévit sur Paris, et notamment sur la maison qu'il habite, une épidémie meurtrière d'érysipèles. Il succombe enfin entre les mains de deux étudiants en médecine qui ne l'ont pas quitté durant sa maladie. Ces jeunes gens ont dit ce qu'ils savaient, ou au moins ce qu'ils pouvaient dire.

La syphilisation n'a pas, certes, la prétention d'empêcher les gens de mourir ni de les soustraire aux influences épidémiques, mais on ne manquera pas de faire débuter l'érysipèle par des pustules d'inoculation et d'attribuer la mort à la syphilisation.

Vous penserez, Monsieur le Préfet, qu'il eût été convenable, dans un cas aussi grave, de faire une enquête, puis un
rapport qui en résumât les principales circonstances ; mais
cela aurait donné prise à une réponse victorieuse de ma part,
puisqu'il m'aurait suffi de rétablir la vérité des faits pour
détruire toute la portée des discours des Commissaires. Ces
messieurs aimeront donc mieux dresser une espèce de *réquisitoire-conversation*, auquel ils ne me laisseront pas le droit
de répondre ; ensuite, on conclura de ces conversations sans
réplique, qu'il faut condamner la syphilisation comme dangereuse.

On me laisse donc sous le poids de conversations dans lesquelles chacun n'avoue que ce qu'il veut ; on s'abstient de
considérer comme véridiques ou on ne reproduit qu'inexactement les déclarations de jeunes médecins qui ont veillé sans
cesse auprès du malade (c'est de leur aveu que je m'exprime
ainsi) (1) ; on met au-dessus de leur témoignage celui d'une
femme perdue. D'où vient donc une préférence avouée pour
de telles confidences ?

On savait, Monsieur le Préfet, que j'aimerais mieux subir
avec résignation les accusations les plus rigoureuses que de
trahir des secrets que je dois, même à une tombe, parce que
j'en ai reçu la confidence dans l'exercice de ma profession ;
c'est pourquoi on n'a pas manqué de redoubler d'insistance
pour mettre ma conscience aux prises avec mon amour-
propre et mes intérêts. Que de fois, en effet, ne vous a-t-on
pas donné à entendre, dans les dialogues de ce Rapport, que
ma discrétion cachait des réticences blâmables ! On en viendra jusqu'à mettre sur le compte de la *syphilisation* et sur le
mien, tous les accidents qui pourront frapper la santé ou la
vie des personnes syphilisées. N'est-il pas clair, pourtant, que

____

(1) On ne leur a pas lu ni fait signer leur interrogatoire, tel qu'il a été
publié dans le Rapport.

ces accidents devront se multiplier en raison du nombre toujours croissant des syphilisés?

Je manque, Monsieur le Préfet, d'expression convenable pour qualifier ce que la Commission appelle son *troisième fait*. Tout est basé sur le récit d'une fille misérable, *amenée à M. Ricord par un de ses élèves*. Je n'avais pas conduit la *syphilisation* de cette fille jusqu'à la fin à cause de son indocilité; mais il paraît qu'elle est devenue beaucoup plus traitable sous la direction de M. Ricord ou de son élève. Elle débite en effet son histoire à merveille, et parle de *syphilides* avec aplomb (page 52). On peut certes bien me blâmer sur des renseignements venus d'une source aussi pure, sans se donner la peine de me confronter avec un pareil témoin.

Quatrième fait. Madame Z..., atteinte de syphilis, est soignée par moi en même temps qu'un jeune homme, son amant; jamais accidents syphilitiques ne furent, d'ailleurs, mieux caractérisés que chez elle. Madame Z... a été arrêtée pour cause d'adultère pendant que je la syphilisais. J'ai manifesté à la Commission le désir de continuer sous ses yeux la syphilisation de madame Z... à Saint-Lazare, où elle était détenue; la Commission a refusé d'en demander l'autorisation. C'est alors qu'à la demande de madame Z..., votre administration m'a fait l'honneur de m'adresser la lettre suivante :

MONSIEUR,   Paris, le 9 octobre 1852.

La nommée......, détenue à Saint-Lazare, a fait connaître que vous aviez commencé sur sa personne un traitement par la syphilisation et a témoigné le désir d'être soignée par vous pendant sa détention.

En raison des conditions toutes spéciales dans lesquelles se trouve cette femme, je consens à ce qu'elle reçoive vos soins dans la prison, et je vous autorise à vous présenter, pour la visiter et la traiter, à l'établissement de Saint-Lazare.

Recevez, Monsieur, l'assurance de ma considération.

Pour le Préfet de Police et par autorisation,
Le chef de la 1re division : METTETAL.

Je me suis rendu à votre appel et à celui de madame Z...
J'ai appris ensuite que la Commission s'agitait et que madame Z... avait reçu dans sa prison la visite de plusieurs
médecins. Je n'en ai point été fâché, ayant toujours désiré
que mes confrères vissent le plus de cas possibles de *syphilisation;* mais j'ai su plus tard que la Commission avait témoigné son mécontentement à l'administration, sous prétexte
que l'autorisation qu'on m'avait donnée préjugeait la solution
de la question qui lui était soumise.

Cependant, madame Z... touchait à la guérison, sans avoir
encore atteint l'immunité complète contre le virus syphilitique; c'est alors que j'ai prié la Commission de venir la
voir.—Pourquoi si tard? me dira-t-on.—Parce que j'avais cru
d'abord que la Commission la visitait en secret. Cette Commission a fait tant d'autres choses à mon insu! Mais madame Z..., sans avoir été vue en réalité par la Commission
entière, sortit quelques jours après de Saint-Lazare, par suite
de l'abandon des poursuites dont elle était l'objet.

Que va donc faire la Commission? Elle a la franchise de
nous le dire : elle va tout bonnement frapper à la porte du
mari de madame Z..., qui est réintégrée dans le domicile
conjugal, pour lui demander si sa femme a eu la syphilis.
Ce mari qui, trois mois auparavant, m'avait questionné là-dessus, répond hardiment par la négative, et (le croira-t-on?)
M. Ricord se contente de cette déclaration, lui qui a passé sa
vie à ridiculiser la naïve crédulité des maris! *Quantum mutatus ab illo!* La Commission a sans doute été un peu coupable ou légère (on sait pourtant combien elle s'avoue prudente et discrète), de risquer ainsi de troubler la paix d'un
ménage fraîchement repatrié, en ravivant le souvenir d'infidélités récentes; mais elle a été bien plus étourdie (l'expression n'est pas trop forte) de m'accuser sur une preuve aussi
fragile que la déclaration d'un mari, d'avoir donné par mes

inoculations la syphilis à madame Z... Au moins, la Commission voudrait-elle convenir que madame Z... est sortie bien portante de la prison ? Encore un exemple de *syphilisation préventive*, d'après la Commission.

Permettez-moi, Monsieur le Préfet, de me taire sur le rapport que M. Collineau a fait à la Commission à propos de madame Z.... Ma réserve a sa source dans un sentiment de convenance envers un confrère respectable qui a vieilli au service de l'administration ; autrement, je ne manquerais pas de vous faire remarquer dans ce rapport, entre autres invraisemblances médicales, que des *chancres spontanés* auraient surgi sur le bras de madame Z..., non loin des inoculations que je lui avais pratiquées. Il s'agit simplement d'autres inoculations que madame Z... s'était faites au moyen d'une aiguille pour continuer elle-même sa syphilisation, avant que vous m'eussiez donné l'autorisation dont il a été question plus haut : tant il est vrai que les malades ne redoutent pas beaucoup les inoculations successives après en avoir essayé. — Les notes qu'écrivait jour par jour M. Collineau sont assez curieuses ; la Commission les a-t-elle consultées ?

Cinquième fait. Une insinuation peu bienveillante de M. Mêlier, une plaisanterie de mauvais goût de M. Ricord et une parole offensante de M. Denis (ce n'est pas la seule qu'il m'ait adressée).

Sixième fait. Presque autant d'erreurs que de mots.

1° La Commission dit vaguement que *j'ai été amené à parler du malade dont il s'agit*. La vérité est que j'ai absolument refusé d'en parler. M. Ricord ayant avancé qu'un médecin lui avait parlé d'un tambour de la garde nationale qui avait été soigné par moi, et que cet homme n'étant pas riche, je pouvais le montrer à la Commission, je me suis borné à répondre que je voulais garder les secrets de tout le monde, riches et pauvres, et je me suis tû.

2° Cet homme, dit la Commission, sans nier qu'il soit mieux portant aujourd'hui, n'était pas syphilitique avant son traitement ; elle le représente en outre comme un *syphilo-phobe* dépourvu d'intelligence (1) ; il n'a donc pas pu imaginer la repartie suivante, si bien marquée au coin de l'esprit de M. Ricord. M. Ricord, consulté par ce malade, insistait pour qu'il entrât à l'hôpital du Midi ; le malade s'y est refusé dans la crainte qu'un séjour dans ce lieu suspect ne lui fît perdre sa place. *Eh bien !* lui dit vivement M. Ricord, *vous perdrez votre place et votre nez.* Quelle est, dites-nous, monsieur Ricord, la maladie si funeste aux nez, autre que la vérole, qu'on traite à l'hôpital du Midi ?

L'opinion de M. Marchal, en dehors de la commission, est presque aussi explicite que celle de M. Ricord. La note suivante peut montrer que la mémoire de l'ex-syphilisateur est sujette à quelques défaillances. Je ne crois pas avoir le droit de divulguer les communications particulières que j'ai reçues. En faisant une exception pour cette note, en un cas de légitime défense, j'entre dans les vues de M. Marchal, qui semble m'y convier. En effet, après avoir dit solennellement, dans le rapport : « *Je dois toute la vérité à la commission,* » il ajoute : « J'écrivis à M. Auzias que *je ne* « *croyais pas que cet individu fût syphilitique,* et je confiai « le billet au malade lui-même, qui, peut-être, ne l'aura « pas remis à son adresse. » Je tiens à montrer que le malade, au contraire, a été messager fidèle. Mes obligations envers le public ressemblent ici à celles de M. Marchal envers la Commission.

Note pour M. Auzias. — J'ai soigneusement interrogé le nommé J...,

(1) « C'était d'ailleurs un homme d'un jugement peu solide, un de ces hommes qui vivent sur les confins de la raison, plutôt au delà qu'en deçà (p. 59).»

et *il n'est pas tout à fait* certain, pour moi, qu'il se trouve sous l'influence de la diathèse syphilitique. Cela est seulement *très-probable*. Dans ces circonstanses, et attendu, surtout, que les traitements spécifiques auxquels le malade a été soumis, ont été tout à fait incomplets, je conseillerais de le mettre à l'usage des pilules de *protoïodure de mercure*, à la dose progressive de 0,05, 0,10, 0,15 et 0,20 gr., et simultanément à l'usage de l'iodure de potassium à la dose progressive de 1, 2, 3 et 4 gr. par jour. On suivrait avec attention les effets de ce traitement, et, en tout cas, on ne le discontinuerait qu'au bout d'un mois s'il était positif que les accidents n'eussent été aucunement amendés.

Paris, 16 avril 1852. MARCHAL (de Calvi).

Ainsi, *il n'était pas tout à fait certain* pour M. Marchal, en 1852, mais il était seulement *très-probable*, que J... se trouvait sous l'influence de la diathèse syphilitique. Cela n'a pas empêché M. Marchal d'affirmer de mémoire, dans le sein de la Commission en 1853, qu'il ne croyait pas que J... fût syphilitique en 1852.

MM. Marchal et Ricord se sont donc deux fois rencontrés. Ils ont d'abord pensé de même sur un malade, puis ils ont tous deux changé d'avis, sans se concerter, pour en penser encore ensemble tout le contraire. Que s'est-il donc passé entre leur première et leur seconde pensée? Le traitement du malade par la syphilisation.

3° En attendant, J... paraît avoir eu plus d'esprit que la Commission tout entière. En effet, il n'a perdu ni sa place ni son nez, qui est encadré dans une bonne figure dont le teint est excellent; il y a même gagné de peser 23 livres de plus qu'avant la syphilisation. M. Ricord n'a qu'à s'en informer auprès de la personne qui l'a mis au courant des affaires de mon cabinet.

Voilà encore un cas où, tout au moins, je n'ai pas donné la vérole par mes inoculations. N'est-il pas piquant d'avoir syphilisé le tambour d'une compagnie dont M. Ricord est chirurgien? C'est presque un argument *ad hominem*. Troisième exemple de *syphilisation préventive*, si ce n'est un exemple de guérison.

La manière d'agir de la Commission dans ce fait, qui est le seul à propos duquel il m'ait été donné de soulever une partie du voile qui cache la vérité, doit être pour vous, Monsieur le Préfet, une sorte de révélation. Vous pouvez juger des dispositions de la majorité de la Commission à mon égard, par la conduite de celui de ses membres qui passait pour être favorable à la syphilisation.

Septième fait. Il s'agit d'un homme que j'ai montré à la Commission, parce qu'il avait été assez récemment inoculé par M. Ricord, lequel avait laissé marcher sans obstacle ses chancres d'inoculation, conformément aux préceptes de la *syphilisation,* et contrairement à ses propres doctrines. Effectivement, ce ne sont pas les inoculations nombreuses que M. Ricord réprouve, puisqu'il a écrit les lignes suivantes : « J'ai poursuivi les inoculations du chancre jusqu'à la huitième génération, et je n'ai jamais constaté la moindre différence entre elles. » (*Lettres sur la Syphilis,* p. 184.) Ce que M. Ricord réprouve, ce sont les inoculations qu'on n'arrête pas dans leur marche par la cautérisation ; ce que M. Ricord réprouve hautement dans son langage, c'est ce qu'il a fait lui-même dans la circonstance présente. Le vers suivant d'Ovide serait-il sa devise :

Video meliora proboque, deteriora sequor?

Ce fait a, d'ailleurs, été pour le chirurgien de l'hôpital du Midi l'occasion de soutenir, en dépit de la vérité, qu'ordinairement les chancres de l'abdomen deviennent moins larges que ceux du gland. C'est tout l'opposé qui est vrai.

Vous parlerai-je, enfin, Monsieur le Préfet, de l'expérience que j'ai faite sur un singe, sous les yeux de la commission? Cette expérience, j'en conviens, n'était pas des plus concluantes au point où l'on a jugé à propos de s'arrêter. Il n'a manqué à ces messieurs, pour voir davantage, que des singes, de la patience et du temps. Quant à moi, je n'aurais peut-être jamais rien voulu écrire sur la *syphilis expérimentale* ni sur la *syphilisation,* si mes travaux ne m'avaient conduit à des résultats beaucoup plus significatifs. Pourquoi, au moins, M. Ricord n'a-t-il pas rapporté à la Commission les faits dont je l'ai rendu autrefois témoin, quoique, à vrai dire, ce que je lui ai montré ne soit qu'une partie peu importante de ce que m'ont appris des expériences auxquelles j'ai consacré plusieurs années? Mais M. Ricord sent que mes découvertes ont sonné la dernière heure de ses doctrines. Ses efforts pour nier l'inoculabilité de la syphilis aux animaux, c'est-à-dire, mon point de départ, ressemblent à des cris de détresse ou aux convulsions de l'agonie.

Voici, à propos de cette expérience, deux affirmations qui ne me satisfont point, et que M. Ricord a placées dans ses discours du rapport de la Commission; cela soit dit, en passant, sans y attacher une trop sérieuse importance :

1° Il est parlé, dans le Rapport, d'un singe qui avait *une affection polymorphe de la peau.* D'où vient cette périphrase ambiguë? Il s'agissait tout uniment d'un *lichen.* Pourquoi ne pas l'avoir dit? L'ignorait-on?

2° Voici la contradiction la plus flagrante entre deux phrases limitrophes du rapport de la Commission : « Deux femmes sont présentées à M. Auzias : l'une porte un ulcère serpigineux ancien, et M. Auzias la refuse justement; l'autre porte à la vulve un chancre récent, non induré, offrant, suivant les membres de la Commission (M. Ricord en tête), *tous les caractères de l'inoculabilité;* M. Auzias la refuse également. » — « *On ne peut s'en rapporter qu'à l'inocula-*

tion pour déterminer la nature de l'accident. » Ricord (p. 85 du Rapport). Quels sont donc, pour M. Ricord, *tous ces caractères de l'inoculabilité ?* Et puisqu'il les reconnaît si bien aux chancres de femmes, pourquoi ne veut-il pas les reconnaître aux chancres de singes ? M. Ricord abuse de la faculté de se contredire.

Remarquez, Monsieur le Préfet, qu'il s'agit là de phrases très-mûrement méditées. (Ces messieurs faisaient de longues séances de révision à l'imprimerie de l'*Union médicale,* à la veille de chaque publication d'un fragment de leur rapport. Mes improvisations, au contraire, avaient été, pour ainsi dire, saisies au passage, et ont été ensuite imprimées sans qu'il m'ait été donné de les revoir. On a même encadré certaines de mes réponses dans des phrases, arrangées après coup, de MM. les Commissaires.)

Je dirai, pour en finir avec cette expérience, qu'un chancre de six jours, et non pas de quatre jours (ce qui est, d'ailleurs, peu important), a existé sur ce singe.

L'animal a été malade plus tard. J'en parlerai dans un mémoire, dont je m'occupe, sur la syphilis constitutionnelle des animaux.

Tels sont, Monsieur le Préfet, rendus à leur valeur les faits de la Commission. Elle vous les a présentés sous forme de dialogues, parce qu'elle était dans l'impuissance de vous en donner la substance d'une manière claire et concise. Je vous signalerai tout à l'heure la cause de cette impuissance dans laquelle s'est constamment agitée la Commission, comme son rapport en fait foi.

Là s'est donc arrêtée, et pour cause, sa vaine et stérile ardeur à mettre des faits à la question. Elle s'est tue sur le compte d'un nommé T..., que j'ai pourtant amené à M. Mêlier; elle s'est tue sur le compte de Pagès et du docteur Laval; elle s'est tue encore sur le compte du médecin allemand de l'observation duquel on s'était, à tort, prévalu contre la syphilisation, et qui étale partout aujourd'hui sa face florissante. Enfin, la commission n'a pas même dit un seul mot d'un de nos confrères attaché à la Préfecture de Police, qui s'est soumis à des inoculations réitérées de pus chancreux, sous les yeux même de MM. Ricord et Denis. Pourquoi donc, ensuite, déplore-t-elle sans fin la pénurie de faits à laquelle elle se prétend réduite, et ne tarit-elle point contre mon obstination à refuser de me déshonorer par la violation de secrets qu'on m'a confiés dans l'exercice de ma profession ?

La Commission a donné à ses séances la physionomie des séances d'une cour d'assises, moins la vérité des débats. En vain chercherez-vous dans son volumineux *factum*, et à travers ses longs dialogues, une procédure consciencieuse, un interrogatoire authentique de témoins, la défense de l'accusé (car on m'accuse) et le résumé d'un président impartial.

Ce qu'on vous a présenté n'est donc ni un rapport scientifique ni un rapport administratif ; ce n'est pas même un compte-rendu judiciaire. Cela *ne mérite de nom dans aucune langue,* et N'A PAS, dit la Commission, LA FORME DES DOCUMENTS DE CE GENRE. Elle en est réduite à faire ce singulier aveu.

Puisque la Commission était sur la pente des aveux, pourquoi ne l'a-t-elle pas suivie en vous disant le vrai motif de sa manière de procéder par dialogues? Chose étrange! les conclusions elles-mêmes du Rapport sont en dialogues! Des dialogues, pourtant, ne peuvent constituer tout au plus que des procès-verbaux, c'est-à-dire une partie des éléments que le rapporteur doit mettre en œuvre. Pourquoi la Commission a-t-elle donc procédé par dialogues? Ce serait, d'après elle, pour apporter plus de *précision* dans son travail. *Cent pages de dialogues, pour être plus précis!* Non! non! Je vais avoir pour eux de la sincérité.

Ils ont procédé par dialogues, parce que leurs opinions offensantes et disparates ne pouvaient se réunir dans un tout bienséant et homogène ; ils ont procédé par dialogues, pour supprimer, tronquer, falsifier des documents ; ils ont, enfin, procédé par dialogues, pour étouffer la vérité, m'accabler sous la calomnie, et masquer l'indigence du fond sous la prolixité hypocrite de la forme.

Puisque cette forme inusitée se trouvait être le seul refuge de la Commission, au moins devait-elle l'adopter franchement et tout dire. Pourquoi n'a-t-elle pas divulgué tous mes efforts pour lui faire accepter des moyens de s'éclairer par des faits? Quelle est la date de chaque séance de la Commission? Quels étaient les membres présents à chaque séance, et que s'y est-il passé au juste? De quelles séances sont les parties des procès-verbaux qu'on a publiées? Quelles sont les parties de ces procès-verbaux qu'on a supprimées, transposées, etc.? Pourquoi, et quand l'a-t-on fait? Quelles sont les séances, les fractions de séances auxquelles j'ai été admis, dans lesquelles j'ai été *introduit,* pour employer le mot de la Commission, celles d'où l'on m'a exclu? Ai-je assisté à une seule séance en entier? Quels sont les cas où **M. Ricord** n'a pu échapper aux étreintes de ma logique que par des dénégations ou par la demande du *comité secret* de la Commission? Pourquoi les conclusions ont-elles été publiées plusieurs mois avant le Rapport? Le public veut être renseigné sur toutes ces choses. Moi-même, n'ai-je pas plus de droit que personne à savoir tout? Que la Commission s'explique, sinon je pourrai répandre mes griefs et mes soupçons.

Monsieur le Préfet, un rapport par dialogues, un rapport qui a jusqu'à la prétention de refléter la physionomie intime des séances de la Commission, ne devait vous cacher aucune des circonstances qui ont accompagné les investigations de ces messieurs. Ce rapport devait vous apprendre, par exemple, que dans toutes les séances de la Commission auxquelles j'ai pu assister (cela était subordonné aux caprices des Commissaires), M. Ricord a affecté dédaigneusement de ne jamais prononcer mon nom.

Je veux vous citer un seul incident pour vous donner l'idée de l'aigreur qui se mêlait, parfois, à l'accueil qu'on me réservait. Il s'agit de la communication que j'ai faite dans le cabinet de M. Mêlier, chez qui se réunissait la Commission, réduite, ce jour-là, à deux membres, d'une proposition que je soumettais à cette Commission, et qui est reproduite textuellement à la page 30 du rapport. M. Denis, après avoir écouté, sans faire aucune réflexion, cette lecture, a caractérisé ma proposition par un mot qu'il n'a accompagné d'aucun autre, et dont je ne veux souiller ni ma plume ni vos yeux. M. Denis n'a rien voulu rétracter, et j'ai protesté, dans la séance suivante, par ce billet, qui a bien pu s'égarer sur le bureau de M. Mêlier ou dans les papiers de M. Marchal :

« La proposition que j'ai loyalement faite chez M. le président, le mercredi 29 décembre, a été traitée, séance tenante, par un membre de la commission, d'*escobarderie.* En me présentant devant la Commission pour défendre ma proposition, je mets ma dignité sous la sauvegarde de la Commission elle-même, et je proteste contre un outrage que je n'ai ni provoqué ni mérité. La modération dont j'ai fait preuve en me contenant témoigne de mon loyal désir d'éclairer la Commission, et de ma reconnaissance pour l'urbanité de M. Mêlier ; mais j'ai droit, dans le sein de la Commission, aux égards qu'on se doit dans une bonne compagnie.

« 3 janvier 1853. »

Les provocations les plus affligeantes ont ainsi échoué contre ma patience et ma modération qui étaient fortifiées par le sentiment du devoir, la fermeté du droit et l'inspiration d'une grande pensée. Elles ont aussi trouvé, je me plais à le dire, un auxiliaire dans l'urbanité de **M.** Mêlier et dans l'expansion cordiale de son foyer domestique.

Vous entretiendrai-je, Monsieur le Préfet, des circonstances qui ont accompagné la présentation qui vous a été faite, et la publication de ce Rapport? On se hâte de vous en présenter les conclusions et de les publier dans les journaux. Plus tard, on se réunit, on discute, et on fait imprimer le Rapport dans l'*Union médicale*, avec addition de notes malveillantes contre moi. La première partie du Rapport paraît dans ce journal avec votre *autorisation*, et les autres par votre *décision*. Un tirage à part est répandu dans Paris, en province et à l'étranger; il se vend, avec mon nom sur la couverture, au profit de je ne sais qui, au bénéfice de je ne sais quelle réclame. En tête de ce tirage est une lettre sans date que vous avez écrite à M. A. Latour, pour le prier de prêter au Rapport la publicité de son journal. C'est sans doute là ce qu'on appelle votre *décision*. Or, M. A. Latour est le seul journaliste qui vous ait blâmé d'avoir nommé une Commission. — L'interprétation de tout cela se fait d'elle-même. — L'intrigue anti-syphilisatrice ne voulait d'abord point de Commission, c'est-à-dire point d'examen ; mais, obligée de céder sur ce point, elle est parvenue à devenir l'âme de la Commission, et a voulu se faire ensuite un instrument de votre administration elle-même.

La Commission, après avoir repoussé ou étouffé toutes les preuves, peut bien s'écrier, au bout de son œuvre, par l'organe de M. Marchal : « Il est arrivé maintes fois que l'avenir a vengé les inventeurs des préjugés et des mépris dont leur temps les avait accablés. La Commission n'a pas à craindre ce démenti, aussi longtemps que les faits *qui pourront se produire* ne différeront pas de ceux qui lui ont été soumis (pag. 90). » Le *qui pourront se produire* est significatif. Est-ce un *lapsus* ou un aveu de la Commission ?

On m'a personnellement mis en cause dans le Rapport; il était donc juste que je me défendisse. Si les traits de ma défense ont souvent atteint les membres de la Commission, ceux-ci ne devront s'en prendre qu'à eux-mêmes, car ils se sont isolés pour m'attaquer et se sont en quelque sorte placés nominalement à découvert dans chaque ligne. Oui, j'ai trouvé dans chaque ligne de cet informe Rapport des accusateurs, des ennemis, et jamais des juges! Mais telle est la vanité de leurs longs dialogues et de leurs propos, telle est surtout l'évidence de leur dessein, qu'il m'a suffi de quelques pages pour vous montrer que la vérité et la raison sont de mon côté.

J'ai réellement manqué de latitude dans ma défense; en effet, je l'ai circonscrite, par respect pour l'administration et pour moi-même, entre deux limites que les dialogues désobligeants de ces messieurs me donnaient pourtant le droit de franchir. D'un côté, je n'ai pas voulu infliger à la Commission tout entière la solidarité des discours de chacun des membres; d'un autre côté, j'ai dédaigné de me servir de l'arme des récriminations personnelles, autrement que pour en parer les coups dirigés contre moi; personne ne pourra donc m'accuser d'avoir introduit dans ma défense des éléments étrangers au Rapport. Non, je ne veux pas incriminer le caractère d'aucun des membres de la Commission; j'ai seulement prétendu démontrer que cette Commission avait été au-dessous de sa tâche, quelle que soit la valeur des hommes qui la composaient. Ils ont été faillibles; ce n'est pas la première fois que des écueils imprévus se sont dressés au travers des carrières les plus honorables.

Vous avez, Monsieur le Préfet, un moyen de vous faire par vous-même une idée parfaitement exacte de la valeur de l'œuvre de la Commission. En effet, quelque opinion qu'on se forme sur la syphilisation comme pratique médicale, tout esprit non prévenu doit convenir que la nouvelle doctrine a résolu ou au moins soulevé plusieurs questions importantes en *syphilographie* ; or, puisque la Commission ne veut reconnaître aucun progrès accompli dans la science par la syphilisation, puisqu'elle laisse percer une opposition qui s'adresse à moi personnellement, c'est que les membres qui font la majorité de cette Commission ne sont pas en état de porter un jugement impartial, c'est que la routine, la passion ou quelque autre cause les aveugle.

J'en appelle à des juges plus intègres!

Vous déciderez.

J'ai l'honneur, Monsieur le Préfet, d'être votre très-humble et très-obéissant serviteur.

A. T.

Septembre 1853.

Paris. — Imprimerie BAILLY, DIVRY et Cᵉ, place Sorbonne, 2.

9 782014 054873